TRAITEMENT PRÉSERVATIF

DU

CHOLÉRA-MORBUS

PAR LA LIQUEUR JAPONAISE
ANTI-CHOLÉRIQUE.

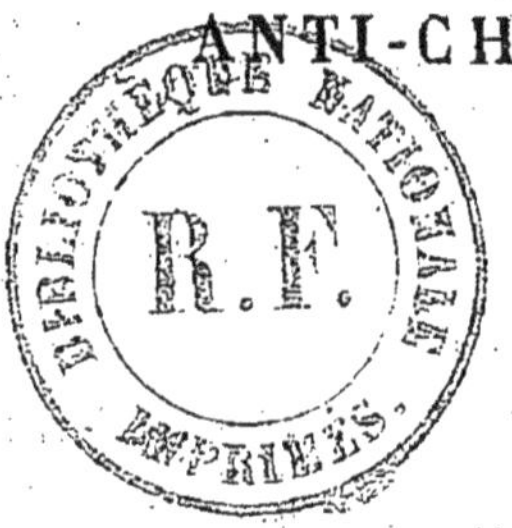

PARIS.

CHEZ L'AUTEUR,

7, RUE SAINT-JACQUES-LA-BOUCHERIE,
Près la place du Châtelet.

1848.

TRAITEMENT PRÉSERVATIF

DU

CHOLÉRA-MORBUS.

Lorsque le choléra-morbus pénétra pour la première fois en France et en Angleterre, en 1832, après avoir ravagé le nord de l'Europe, la Russie, la Hongrie, la Pologne, il frappa de stupeur les populations alarmées, et ne laissa que deuil et désolation sur son passage. Le palais du riche, la mansarde du pauvre, la chaumière du paysan, ne furent pas à l'abri de ses atteintes meurtrières, et malgré le dévouement et le zèle éclairé du corps médical, toutes les familles eurent à regretter la perte d'un parent ou d'un ami. Après quelques années de trêve, cette épidémie redoutable menace de revenir au milieu de nous; déjà même elle a parcouru la Pologne, la Russie, la Turquie, la Norwège, elle exerce actuellement ses ravages en Perse et en Egypte, plusieurs malades en ont été frappés en Angleterre et en Belgique; elle est donc aux portes de la France, et tout nous fait craindre que cette seconde visite ne soit aussi désastreuse que la première.

Heureusement la science peut lui opposer une

arme certaine; grâces aux études sérieuses de quelques médecins allemands, qui, pleins de courage et d'énergie, n'ont pas craint de braver ce fléau et de parcourir les villes où il sévissait avec le plus de violence, telle que Vienne, Berlin, Varsovie, Moscou, Saint-Pétersbourg, Calcutta, etc., chaque famille se garantira de ses atteintes au moyen de ces *préservatifs précieux* que nous offrons aujourd'hui au public.

Que le choléra reconnaisse pour cause une altération de l'air atmosphérique, due soit à la présence momentanée d'animalcules microscopiques, soit à des émanations telluriques d'une nature toute particulière, soit à des miasmes quelconques qui voyagent dans l'air ou qui se développent dans le lieu même où l'épidémie se déclare; c'est ce que nous ne saurions positivement affirmer. La Providence a placé un voile impénétrable sur la cause première de toutes les affections morbides qui affligent l'espèce humaine, plus particulièrement encore sur la nature intime de ces maladies épidémiques qui font le tour du globe à des intervalles plus ou moins éloignés, semant partout l'épouvante et la mort. Quoiqu'il en soit, le choléra-morbus se propage avec une étonnante rapidité, il ne suit ni la direction des vents, ni le courant des rivières; il se manifeste dans toutes les contrées, dans toutes les saisons, sans respecter les cordons sanitaires et toutes les précautions prises pour arrêter sa marche; il saute brusquement d'une localité à une autre, quelle que soit la distance qui les sépare, et partout où il pénètre, il offre à peu près les mêmes caractères, les mêmes syptômes. Tous les âges, tous les sexes sont également soumis à sa pernicieuse influence : rassurez-vous cependant, mères sensibles et dévouées, lecholéra, que vous redoutez tant, a toujours épargné les enfans.

Mais si le créateur a caché à l'homme le secret intime des maladies, il ne lui a pas défendu de rechercher les moyens de les combattre ; bien au contraire, en plaçant le remède à côté du mal, il a voulu piquer sa curiosité, stimuler son intelligence et le forcer, par le travail et la persévérance, à le découvrir et à l'appliquer avec discernement. Nous allons plus loin, et nous disons que non seulement certaines substances possèdent la vertu de guérir telle ou telle affection, mais encore qu'il doit en exister d'autres dont la propriété est de les prévenir. Et pourquoi n'en serait-il pas ainsi ?

Jenner, en découvrant la vaccine, n'a-t il pas doté la science d'un *préservatif assuré* contre la petite vérole (variole), qui décimait autrefois des bourgades entières ? Depuis cette decouverte, cette fièvre éruptive cause-t-elle autant de ravages, fait-elle autant de victimes ? Assurément non. Dans les pays où elle règne parfois endémiquement, c'est à peine si l'on s'en préoccupe, et le père ne craint plus rien pour ses enfans qu'il a eu la précaution de faire vacciner. *Franklin*, qui inventa le paratonnerre, ne nous a-t-il pas préservés de la foudre? Nos maisons, nos palais, nos édifices publics ne sont-ils pas protégés, contre les effets désastreux du fluide électrique, par cette tige métallique qui les domine? Enfin, pour citer un dernier exemple, certains corps que la chimie nous apprend à connaître, n'ont-ils pas la propriété de préserver de la décomposition et de la putréfaction, les substances animales et végétales qui ne sont plus du domaine de la vie? Est-ce que l'esprit humain s'arrête jamais dans sa marche? les sciences, les arts ne font-ils pas tous les jours de nouveaux progrès? pourquoi la thérapeutique resterait-elle stationnaire? Pour nous, nous sommes convaincus que l'homme réussira tôt ou tard à prévenir non seulement le plus grand nombre des maux qu'il souffre aujourd'hui, mais encore à faire disparaître du globe entier ces épidémies redoutables qu'il combat depuis des siècles, et qui à certaines époques déciment des populations entières. En attendant que les progrès ultérieurs du génie humain réalisent nos vœux et nos espérances, nous allons appeler l'attention de nos lecteurs sur la **Liqueur japonaise** découverte par des médecins allemands et appliquée par eux, avec un succès constant, comme *préservatif assuré* du choléra-morbus. Les expériences nombreuses faites en Russie, en Pologne, en Hongrie, ne nous permettent pas de douter de l'effet curatif et certain de ces médicamens, et nous pouvons affirmer que les personnes qui en feront usage, en se conformant aux instructions développées ci après, n'auront rien à redouter de ce terrible fléau.

Manière d'employer les Flacons japonais anticholériques.

Le choléra-morbus apparaît-il dans le pays qu'on habite ou dans une localité voisine, il suffira pour s'en préserver de prendre le matin à jeun, deux heures avant le premier repas, une goutte du flacon n° 1 dans un quart de verre d'eau froide, sans sucre ni sirop (trois cuillerées environ).

Le second jour, un goutte du flacon no 2 dans la même quantité d'eau et toujours le matin à jeun ;

Le troisième jour, une goutte du flacon n° 3 ;

Le quatrième jour, une goutte du flacon no 4.

Lorsque la série des quatre flacons préservatifs est épuisée, on revient au flacon n° 1, puis au flacon n° 2, puis au flacon n° 3, etc., dont on prend une goutte chaque matin, comme la première fois, et ainsi de suite en alternant sans interruption pendant toute la durée de l'épidémie.

Ces médicamens jouissent de la propriété incontestable de préserver du choléra ; ils n'ont aucune odeur, aucune saveur répugnantes ; ils sont peu coûteux et d'un emploi facile ; quelles que soient les occupations de la journée, chacun peut en faire usage sans changer l'heure de ses repas, la marche ordinaire de ses travaux et la nature de ses habitudes. Ils ont été préparés avec un soin tout particulier; ce qui leur donne encore l'avantage de pouvoir se conserver pendant plusieurs années sans perdre leur vertu préservatrice et sans subir aucune altération. Mais il faut pour cela les tenir bien bouchés, les renfermer dans une armoire et les garder dans une chambre dont la température soit plutôt froide que chaude.

Une recommandation sur laquelle nous ne saurions trop insister, c'est de secouer fortement chaque flacon avant de s'en servir; d'agiter également avec force, à l'aide d'une cuillère, l'eau dans laquelle vous avez versé une goutte de l'un des préservatifs en question, afin que le mélange soit intime et complet; de rincer le verre et la cuillère avec de l'eau chaude, chaque fois que vous changerez de médicament. Nous indiquerons plus bas l'usage des flacons n°s 5 et 6.

Enfin, il est prudent, à notre avis, de ne pas attendre l'invasion du fléau délétère pour se mettre en garde contre ses atteintes; nous engageons donc sérieusement les pères de famille, les maîtres de pension, les chefs d'atelier, à se procurer *le précieux préservatif* dont nous parlons; de lire avec réflexion nos instructions, de se bien pénétrer de la manière d'en diriger sagement l'emploi et de se préparer au régime à suivre, en apprenant d'avance à le connaître dans tous ses détails.

Régime à suivre pendant l'épidémie.

Il ne suffirait pas, pour être préservé du choléra, de faire usage de nos préservatifs; leur action est sûre, leur effet incontestable, mais à la condition de se soumettre à certaines précautions hygiéniques que nous allons tracer et que nous prions le lecteur de prendre au sérieux. Si l'homme sage qui veut conserver sa santé, le premier de tous les biens, doit observer pendant toute sa vie les lois sévères de la sobriété et de la tempérance, c'est surtout à ces époques redoutables où les nations sont frappées de stupeur à l'approche de ces grandes calamités publiques que la mort accompagne et que le deuil suit toujours, qu'il faut se mettre sur ses gardes, s'observer plus attentivement, afin que l'organisme conserve toute sa vigueur et que le médicament agisse avec plus d'efficacité.

La première indication à remplir est d'observer la plus grande propreté sur son corps, dans ses vêtements, dans son habitation; de renouveler souvent l'air de ses appartemens et d'y entretenir une température douce. On aura soin de se garantir des variations brusques de chaleur ou de froid, de ne souffrir ni la faim, ni la soif; d'avoir, autant que possible, des repas à heure fixe, de ne pas surcharger l'estomac d'une nourriture trop forte et trop abondante.

Quant à l'alimentation, elle doit être solide, composée en grande partie de viandes de bœuf, de mouton, et de volailles, on s'abstiendra de fruits, d'herbages, de viande de cochon, de tout aliment trop aqueux, indigeste ou de mauvaise qualité. Les aromates, les épices doivent être bannis de toute préparation culinaire.

Les boissons recommandées sont : l'eau coupée avec un tiers de vin, le cidre et la bière de bonne qualité, les décoctions de gruau, de riz, d'orge, l'eau panée ou sucrée. Toutes les liqueurs spiritueuses sont sévèrement interdites, telles que eau-de-vie, rhum, punch, etc.

On se livrera à un exercice modéré en plein air, le travail ne sera ni trop pénible ni trop soutenu, mais on évitera de passer une partie des nuits en divertissemens bruyans, comme le jeu, la danse, la walse, etc. ; la fatigue de la soirée trouble le sommeil, affaiblit les organes et les prédispose à l'action des miasmes délétères.

Les personnes qui ont l'habitude de fumer pourront continuer l'usage de la pipe, car il est toujours dangereux de rompre brusquement une habitude contractée depuis longtemps, fût-elle vicieuse ; mais nous les engageons à fumer moins qu'à l'ordinaire. La même observation s'applique à celles qui font habituellement usage du thé ou du café.

Gardez-vous surtout de prendre des substances médicinales dont l'action pourrait troubler les fonctions digestives, telles que vomitifs, purgatifs, narcotiques, etc. Abstenez-vous également des infusions de plantes aromatiques, telles que la menthe, la fleur d'oranger, le tilleul, la mélisse, etc.

Enfin, dit un auteur dont le nom m'échappe, après les écarts de régime, rien ne contribue davantage à la propagation et au développement du choléra que les effets produits sur l'organisme par une imagination frappée de crainte et de terreur. Il faut donc non seulement éviter avec soin tout ce qui pourrait provoquer la peur et l'épouvante, mais encore inspirer espérance et courage aux malades, confiance et sécurité à ceux qui ne sont point encore atteints de la maladie.

De la Cholérine.

L'œuvre des hommes, quelque parfaite qu'on la suppose, ne présente jamais le cachet d'une infaillibilité absolue ; il pourrait donc arriver contre nos prévisions, malgré l'usage rationnel de nos préservatifs, nonobstant l'observation rigoureuse des précautions hygiéniques recommandées plus haut, que sous l'influence d'une émotion morale vive, la colère, le chagrin, ou tout autre cause, un de nos cliens fut atteint des premiers symptômes du choléra, ce que nous appelons **la cholérine**. Cette affection, qui n'offre d'abord aucune gravité, ne tarde pas à devenir sérieuse, au point d'inspirer de vives inquiétudes pour la vie du malade. C'est pour conjurer ce danger et pour obtenir une guérison prompte et sûre que nous avons ajouté le flacon n° 5.

Aussitôt qu'on éprouvera les symptômes suivans :

Tête lourde ;

Douleur frontale ;

Aspect maladif de la face ;

Décomposition des traits ;

Pâleur du visage ;

Langue couverte d'une matière gluante et visqueuse, au point que les dents s'attachent ;

Gargouillement tout particulier dans l'estomac et dans les intestins ;

Diarrhée qui devient blanche, verdâtre, puis aqueuse et glaireuse ;

On aura recours au flacon n° 5. Deux ou trois gouttes dans un demi-verre d'eau que l'on prendra par cuillerées de dix en dix minutes. Sous l'heureuse influence de ce médicament, la position du malade s'améliore ; bientôt le mal de tête disparaît, les traits de la face s'animent et reprennent leur expression naturelle, une légère transpiration se manifeste, le gargouillement du ventre et la diarrhée cessent.

A mesure que le malade se sent mieux, le médicament est administré à des intervalles plus éloignés, d'heure en heure par exemple, puis toutes les deux heures ; et lorsque la totalité des symptômes a disparu, on cesse toute médication.

Du Choléra-Morbus.

Le choléra-morbus débute souvent avec une rapidité foudroyante ; ce ne sont plus de légers maux de tête, de simples borborygmes ; tout le corps est envahi et frappé à la fois, et, au milieu du désordre qui règne dans l'organisme tout entier, l'intelligence seule reste intacte jusqu'au dernier moment. C'est un appareil formidable de symptômes effrayans qui tuent en quelques heures. On en jugera par le tableau suivant :

Stupeur de la face ;

Immobilité du corps ;

Prostration des forces ;

Yeux caves et cernés de noir ;

Bleuissement rapide du visage, des mains, des ongles ;

Refroidissement des mains et des pieds avec insensibilité complète ;

Crampes dans les jambes et dans les bras ;

Voix rauque ;

Soif ardente ;

Rétention d'urine ;

Vomissemens et selles abondantes de matières blanchâtres semblables à une décoction de riz ou à du petit lait, etc.

Aussitôt l'apparition soudaine de ces symptômes ou seulement de quelques-uns d'entre eux, on s'empressera de donner au malade, de cinq en cinq minutes, une cuillerée à bouche d'un demi-verre d'eau froide dans laquelle on ajoutera cinq ou six gouttes du flacon n° 6, en continuant sans interruption jusqu'à ce l'amélioration survienne ; une fois tous les symptômes conjurés, le malade ne prendra plus qu'une cuillerée de demi-heure en demi-heure, pendant une journée entière, afin d'éviter les récidives. Lorsque le médicament produit l'effet désiré, ce qui arrivera chaque fois qu'on le donnera à temps, le pouls s'élève, la chaleur du corps revient, une sueur chaude se déclare ; la soif, la diarrhée, les vomissemens cessent ; les membres reprennent leur souplesse ; enfin le malade est tout à fait sauvé, lorsque les urines reparaissent, claires d'abord, puis chargées d'un sédiment blanchâtre qui se dépose.

Si nous avons ajouté les flacons 5 et 6 aux quatre premiers, les considérations suivantes ont motivé cette addition : beaucoup de localités manquent de médecins ; souvent plusieurs jours s'écoulent sans que le docteur d'un pays voisin puisse se rendre auprès du malade qui réclame son assistance. Dans les villes même où les docteurs sont nombreux, ils ne peuvent pas toujours, surtout dans les temps d'épidémie, répondre aux exigences multipliées de leur profession. Delà des retards sans nombre là où il faut agir promptement. Le malade attend vainement le secours qui doit le sauver. Espoir inutile, le mal s'aggrave, les progrès sont tellement rapides que l'homme de l'art, à son arrivée, ne trouve plus qu'un moribond. Or, nous sommes certains que ces médicamens, administrés avec intelligence au début de la maladie, en se conformant aux informations ci-dessus détaillées, auront un succès constant, et que, dans beaucoup de cas, la présence du médecin deviendra tout à fait inutile. Telle est du moins notre conviction, basée sur des faits authentiques.

Si, comme nous l'espérons, nous avons réussi à préserver des milliers de personnes des attaques redoutables du fléau qui nous menace; si nous en arrachons un grand nombre d'autres à une mort certaine, nous ne regretterons pas le temps employé à ce petit travail, et nous nous féliciterons d'avoir été, dans la mesure de nos forces, utile à l'humanité.

Paris le 15 septembre 1848.

TISSIER,

Médecin de la Faculté de Paris.

Imprimerie du Commerce, Amédée Saintin et Cie,
Rue Saint-Jacques, 40. — Paris,

www.ingramcontent.com/pod-product-compliance
Ingram Content Group UK Ltd.
Pitfield, Milton Keynes, MK11 3LW, UK
UKHW020233200726
13856UKWH00004B/1737

9 782013 417723